CURABILITÉ

DE

LA PHTHISIE

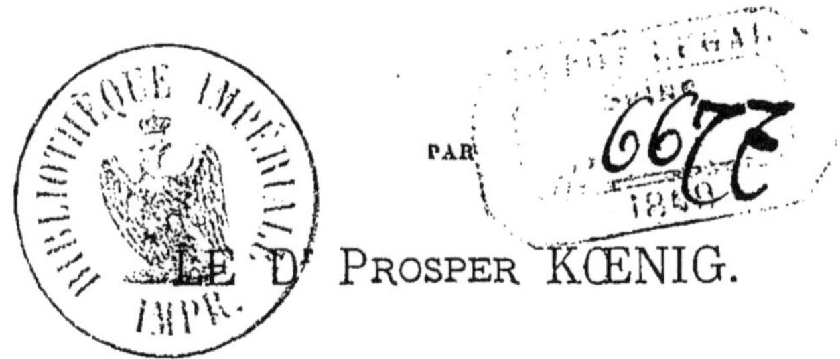

PAR

LE Dr PROSPER KŒNIG.

Deuxième Édition.

PARIS

SE TROUVE CHEZ L'AUTEUR

1, rue de Fleurus.

1869

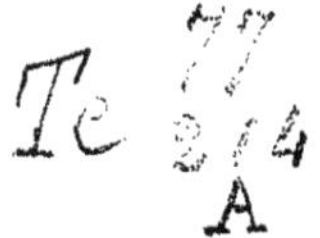

CURABILITÉ DE LA PHTHISIE

La meilleure manière d'apprécier une méthode
de traitement, c'est de la juger par ses résultats.

LAENNEC.

LETTRE A UN PÈRE DE FAMILLE

Vous me demandez si, dans l'état actuel de la
science, la phthisie est guérissable; je suis à
même, grâce à la spécialité dont je m'occupe ex-
clussivement depuis un quart de siècle, de vous
répondre avec pleine connaissance de cause, et
avec l'autorité d'un praticien spécialiste qui peut
revendiquer une plus grande somme d'expériences
que le médecin qui veut embrasser toutes les
branches de l'art de guérir. Je crois à cet égard
me trouver aussi supérieur dans ma spécialité, que
l'oculiste dans la sienne, ou le médecin qui ne s'occupe que des voies urinaires. Je vais m'efforcer de
vous donner tous les éclaircissements que comporte
ma longue expérience dans le traitement des maladies de la respiration. Un grand nombre de faits,
tirés de ma pratique personnelle, m'autorisent à
vous répondre affirmativement. Le cadre restreint
que je suis obligé de m'imposer ne me permet pas

de vous faire l'historique de cette maladie ni d'en entreprendre la description dans toutes ses phases, cela m'entraînerait beaucoup trop loin, et au lieu d'une lettre vous auriez à lire plusieurs volumes. Mais il faudra entrer dans de grands détails pour expliquer l'insuccès persistant des médications usitées jusqu'à ce jour. Ces insuccès proviennent de ce que la cause générale et réelle de la phthisie a été méconnue ou inconnue.

Abordons de suite cette grande question de la cause probable de la phthisie, question que nous avons déjà traitée dans un mémoire présenté à l'Institut il y a quelques années. Nous n'en citerons qu'une seule (sans pour cela prétendre nier l'influence des causes occasionnelles telles que certaines professions, etc.), la plus importante à signaler, parce que nous la portons tous plus ou moins en nous-mêmes, c'est la prédominance de l'acide hypophosphorique dans l'économie et l'insuffisance de certains matériaux nécessaires pour saturer cette hyperacidité (fer, soude, manganèse, sels calcaires surtout). Nous avons de fortes raisons pour croire que la maladie qui nous occupe prend naissance et se développe successivement dans le poumon sous cette influence pathogénique. Ajoutons que les évacuations excessives, les hémorrhagies, les affections catarrhales chroniques, les suppurations abondantes et prolongées disposent aussi à la phthisie parce qu'elles donnent lieu à l'élimination des substances qui doivent se combiner avec l'acide hypophosphorique, cause suffisante de tuberculisation, comme nous le démontrerons plus loin. Rappelons sommairement les proportions des sels de chaux et autres dans le squelette de l'adulte. L'analyse y constate 64 p. 100 de sels de chaux, sur lesquels 51 pour 100 de phosphate tribasique.

Cette proportion qui augmente encore un peu dans un âge plus avancé, diminue rapidement à mesure qu'on remonte vers l'enfance. En effet, chez les enfants et bien plus encore dans le fœtus, le système osseux est plus gélatineux que calcaire; le phosphate peut même y être tellement rare que les os présentent la flexibilité du bois vert (ostéo-malaxie, rachitisme). Non-seulement la charpente humaine est calcaire, mais encore, quoique dans une moindre proportion, les parties molles, les muscles, les différents tissus, les viscères, mais particulièrement le cerveau et la moelle épinière fournissent par l'incinération du phosphate de chaux en quantité assez importante.

Dans les liquides qui baignent nos organes, les larmes, la salive, le mucus, les sucs gastrique et pancréatique, le chyle, le sang, la bile, la liqueur séminale, etc., tiennent des sels calcaires en dissolution, ainsi que la sueur, l'urine, mais surtout le lait. Toutes les productions accidentelles qui se trouvent dans l'homme adulte et chez les vieillards, calculs biliaires et de la vessie, concrétions tophacées, sont de nature calcaire 8 fois sur 10. Il en est de même des écoulements morbides qui se manifestent dans certaines maladies, le catarrhe intestinal, les pertes blanches chez les femmes, si communes dans les grands centres de populations.

Prenons pour exemple une jeune femme bien nourrie, mais atteinte depuis plusieurs années de pertes blanches très-abondantes, par conséquent très-appauvrie des sels calciques si indispensables à la vie ; elle devient enceinte. L'enfant pendant la gestation recevra tous les matériaux nécessaires à l'existence, sauf différents phosphates qui n'y figureront qu'en proportion insuffisante. Cependant il arrive à terme, mais chétif et délicat, souvent même déjà mal conformé. Il n'y a pas à se méprendre sur la cause de cette grande débilité, c'est au sang appauvri de la mère qu'il faut l'attribuer. La mauvaise condition de santé de l'enfant ne fera qu'empirer si la mère parvient à le nourrir de son propre lait. Car, de même que le sang de la mère pendant la grossesse ne renfermait plus les sels indispensables, son lait sera dans les mêmes conditions d'infériorité, puisque le lait présentera les mêmes lacunes que le sang, il sera incomplétement nutritif. Dans ces conditions d'alimentation viciée, malgré même l'abondance du lait, les os de l'enfant ne se consolideront pas complétement, ils resteront trop longtemps gélatineux et flexibles ; la colonne vertébrale ne pouvant supporter le poids du corps se déviera, et l'enfant restera contrefait toute sa vie. Il pourra se faire aussi que le système osseux n'étant pas compromis, ce seront les parties molles et les liquides divers qui abreuvent nos organes, l'enfant deviendra scrofuleux (insuffisance de sels phosphatiques avec excès d'acide). Or, l'expérience est là : d'un enfant scrofuleux par de telles causes, à un adolescent phthisique il n'y a que l'intervalle de quelques années. Ce que nous venons de dire du catarrhe utérin doit s'appliquer aussi à toutes les causes qui diminuent la proportion normale des phosphates dans les parties solides et liquides ; l'allaitement combiné avec une mauvaise nourriture et trop longtemps prolongé, des grossesses trop rapprochées, toutes choses donnant lieu à l'élimination des phosphates peuvent être une cause de phthisie pour la mère et l'enfant.

Chez les ruminants la phthisie n'est pas rare, et tout le monde sait qu'elle est due à la production forcée d'une grande quantité de lait, provoquée elle-même par une alimentation particulière et le repos. Cette sécrétion exagérée n'équivaut-elle pas à une série d'hémorrhagies qui entraînent au dehors les matériaux phosphatés? Ceci n'est pas une hypothèse mais une induction rigoureuse qui découle de nos propres observations depuis bien des années. On ne peut pas nier que les phosphates jouent un rôle très-considérable non-seulement au point de vue anatomique et physiologique, mais encore dans nos diverses maladies.

Si la phthisie et l'affection scrofuleuse dans le jeune âge reconnaissent pour cause l'insuffisance des phosphates, nous voyons d'une autre part que la surabondance des mêmes sels suscite chez les adultes et les vieillards un certain nombre de maladies. En effet, au déclin de l'âge mûr et dans la vieillesse, la sécrétion des phosphates tend à devenir plus considérable. La charpente osseuse déjà saturée de phosphate de chaux et pour cette raison devenue plus fragile, quoique plus compacte et plus dure, cesse d'attirer à elle les molécules calcaires. Que peut devenir le surcroît de sels calciques? Nous essayerons de démontrer qu'un certain nombre d'affections proviennent de cette cause chez les vieillards. Signalons d'abord cette fragilité du système osseux, surtout dans les os longs, les calculs de la vessie qui se composent généralement d'urate, d'oxalate et de phosphate de chaux; les concrétions salivaires, pancréatiques et intestinales, le tartre dentaire qui renferment, dans la majorité des cas, des sels à base de chaux.

Les maladies goutteuses et rhumatismales sont soumises à la même influence (pourtant avec excès d'acide hypophosphorique) ainsi que le prouvent les concrétions tophacées, et les abcès métastatiques dont le pus offre le type franchement calcaire chez les goutteux et les rhumatisants.

L'ossification de certains organes n'est pas rare dans la vieillesse, tels sont les kystes osseux de la glande thyroïde, de l'ovaire, des glandes mésentériques. On a même vu l'ossification atteindre les artères et les valvules du cœur. Cette dernière transformation est peut-être plus fréquente qu'on ne le croit généralement. Ajoutons à cette énumération la cicatrisation de nature osseuse et foncièrement calcaire qu'on a remarquée chez des vieillards présentant des cavernes dans le tissu pulmonaire.

Ce fait qui n'est pas rare milite en faveur de la curabilité de la phthisie par les forces seules de la nature ou par les ressources de l'art. Evidemment c'est par l'exubérance et le défaut d'emploi des phosphates que ces différentes maladies sont produites, ainsi que l'ossification de certains organes. Celle-ci est une des causes qui mettent fin à l'existance des vieillards, surtout quand elle envahit les canaux artériels et les valvules de l'organe central de la circulation. Il est même très-présumable que la surabondance du phosphate de chaux dans un âge avancé, en favorisant la cicatrisation des cavernes, peut aussi mettre obstacle à la génération tuberculeuse; en effet, les cas de phthisie au début sont excessivement rares dans la vieillesse proprement dite. Pourquoi ne suivrait-on pas l'exemple que nous offre la nature dans ses ressources admirables, en produisant artificiellement chez les enfants lymphatiques et ceux menacés de phthisie, ce surcroît de sels calcaire qui paralysera l'excès d'acide hypophosphorique et empêchera de cette manière la tuberculisation?

Il est temps, pour bien expliquer notre pensée, de démontrer de quelle manière les tubercules prennent naissance. En passant en revue les différents sels répandus dans notre économie, on est frappé en

reconnaissant que l'acide hypophosphorique joue un rôle immense dans la chimie vitale organique, puisqu'à très-peu d'exceptions près, tous nos sels sont des phosphates. Nous avons déjà vu que le plus important de tous était le phosphate de chaux, qui représente, rien que dans le squelette 64 pour 100 du poids total de la charpente osseuse, sans compter les portions molles et les liquides qui en retiennent une proportion assez importante. En seconde ligne se présente le phosphate de soude contenu dans tous les liquides et rendu en si grande quantité dans les urines avec le phosphate calcique; viennent ensuite les phosphates de fer et de manganèse en dissolution dans le sang, et en dernier lieu, ceux de magnésie et d'ammoniaque. Assurément ce n'est pas là l'effet du hasard, et nous sommes forcés d'admettre que ces différents sels n'entrent pas d'emblée et tout formés dans nos organes. La combinaison de l'acide hypophosphorique avec la chaux, la soude, le fer le manganèse, la magnésie et l'ammoniaque se fait en nous-même d'où nous devons conclure que l'acide hypophosphorique préexiste en nous ou qu'il s'y forme à mesure des besoins fonctionnels. Mais comment se forme-t-il ? Deux grands chimistes dont la France s'honore, MM. Dumas et Becquerel, en soumettant le sang à l'analyse ont constaté dans ce liquide la présence d'une matière grasse phosphorée dans la proportion de 0,48 pour 1000 parties de sang chez l'homme, et de 0,46 chez la femme. Cette proportion de matière phosphorée si peu importante qu'elle puisse paraître au premier abord, pourrait déjà suffire à déceler la source de l'acide, si d'autre part une grande quantité de substance grasse phosphorée n'existait pas dans la pulpe cérébrale, la moelle épinière et, selon toute probabilité, dans les prolongements nerveux, comme nous le verrons un peu plus loin. Si minime que soit la proportion du phosphore réprésenté dans le sang, elle a cependant une haute portée puisqu'elle donne l'explication de la présence incessante de l'acide hypophosphorique dans le torrent circulatoire; ce serait donc au contact de l'oxygène de l'air que l'acide se formerait dans le sang par la combustion latente des particules de phosphore qui s'y trouvent à l'état de combinaison. Plus l'air que l'on respire est riche en oxygène, plus cette combustion se fait rapidement : ce qui explique en partie pourquoi la circulation du sang et la respiration s'accélèrent à mesure qu'on s'élève au-dessus du niveau des mers, sans préjudice de la pression atmosphérique qui diminue en raison directe de la hauteur. Du moment où l'on a reconnu la présence du phosphore dans le sang, la formation de l'acide hypophosphorique dans ce liquide ne peut pas être mise en doute, car dans la science s'il n'y a pas d'effet sans cause, il n'y a pas non plus de cause sans effet.

D'après les récentes recherches de M. Frémy sur la composition de la graisse cérébrale, celle-ci contient : 1° un acide gras, solide et phosphoré, qui a

reçu le nom d'acide cérébrique; 2° de la cholesté-
rine, 3° un acide gras, liquide et phosphoré; nommé
oléophosphorique; 4° des traces d'oléine, de marga-
rine et d'acide gras. L'acide cérébrique présente la
composition suivante : carbone 66,7, hydrogène
10,5, azote 2,3, phosphore 0,9, oxygène 19,5. No-
tons que l'acide oléophosphorique forme la plus
grande partie de la graisse cérébrale; il est vis-
queux, jaunâtre, insoluble dans l'eau, soluble dans
l'alcool bouillant. L'acide oléophosphorique se
combine avec les bases et forme des sels qui ont
une consistance visqueuse et qui sont incristal-
lisables Cet acide présente la singulière propriété
de se décomposer sous l'influence de l'eau, et se
dédoubler en oléine et en acide phosphorique. Différents corps azotés, agissant comme des ferments,
peuvent aussi opérer la décomposition de l'acide oléophosphorique. Les acides cérébriques et oléophosphorique paraissent répandus dans tout l'organisme;
ils existent non-seulement dans le cerveau mais
aussi dans la moelle épinière, dans les nerfs et pro-
bablement dans le foie. Il est la source de l'acide
hypophosphorique qui joue un si grand rôle dans
l'état sain et dans diverses maladies. Nous verrons à
l'instant que la présence de cet acide donne lieu
à la précipitation de l'albumine, laquelle représente
69 pour 1000 parties de sang chez l'homme et
70 chez la femme. Dès longtemps les hommes de
l'art avaient reconnu que la composition du sang
n'est pas la même chez l'homme sain que chez

l'homme malade. Cette étude comparative du sang à l'état normal et à l'état pathologique, malgré les belles recherches de M. Andral, dans son *Essai d'hématologie pathologique*, et les investigations ingénieuses de M. Rayer sur le sang des cholériques, présente encore quelques lacunes. En 1832 M. Rayer terminait son remarquable travail par les conclusions suivantes : « Le sang des cholériques est moins oxigéné que le sang à l'état normal : ce qui le prouve c'est qu'il rougit moins vite à l'air, et moins vite aussi sous son sérum. Ce défaut d'oxygénation provient de la diminution des sels, car la présence de ces sels favorise et avive la coloration du sang au contact de l'air. » Cette observation est tout à fait d'accord avec les remarques faites par Davy et Barruel sur ce que l'air inspiré chez les cholériques, ressort dans l'expiration à peu près tel qu'il était entré. Quand il perd de l'oxygène c'est en très-petite quantité, du moins dans la cyanose. Il est très-probable que ce défaut d'oxygénation provient de la diminution bien constatée des sels du sang, et que cette différence soit pour beaucoup dans les symptômes du choléra.

Indépendamment de cette altération, l'albumine contenue dans le sérum est manifestement augmenté puisque sur 1000 parties de sérum on trouve 133 parties d'albumine au lieu de 78 dans l'état sain. Comme toute altération en amène une autre on retrouve dans les matières évacuées par le bas et dans les mucosités intestinales les éléments qui

manquent dans le sang, notamment le sérum, les
carbonates alcalins, les phosphates, etc., de façon
que le sang restant dans les vaisseaux des cholériques perd peu à peu sa fluidité en raison de la
quantité d'albumine qui y est restée. Quant aux
matières vomies, qui se composent de sérosité, de
bile, de salive et des substances ingérées, elles sont
plus ou moins acides. M. Andral a constaté et
apprécié avec talent les différences que présente la
composition du sang, selon les diverses maladies, et
les proportions variables des globules, de la fibrine,
de l'albumine, etc. Cette belle monographie, malgré
quelques lacunes, a jeté une vive clarté sur ces inté-
ressantes questions de chimie organopathique, et
prouvé une fois de plus que sans le secours de l'analyse et de la synthèse la médecine resterait une
science purement conjecturale.

Mais de toutes les maladies connues aucune ne
présente de plus grandes altérations dans la masse
du sang et sa composition, que la chlorose, cette
messagère de la phthisie. Dans cette maladie les
symptômes les plus saillants annoncent une pertur-
bation profonde des fonctions de nutrition et d'inner-
vation. On est effrayé à l'aspect de cette bizarre affection en pensant que ces désordres ont pour origine
l'absence ou la diminution d'un des éléments cons-
titutifs du sang, surtout quand on songe que le fer
n'est à la masse du fluide sanguin que comme 1 est
à 2000. Il est cependant difficile d'admettre que
la seule insuffisance du fer dans le sang donne lieu

à de tels symptômes, surtout quand on examine le sang des chlorotiques. Nous avons constaté, dans le cours de cette notice, qu'il y a quelques différences entre la composition du sang chez l'homme et chez la femme. Ainsi le sang de la femme présente 11 parties d'eau de plus que l'homme, 13 fois moins de globules, etc. Nous examinerons maintenant et nous comparerons le sang normal et le sang chlorotique, pour bien faire voir sur quelles parties constitutives du sang portent les modifications occasionnées par la chlorose. Dans l'homme il y a 132 parties de globules sur 792 parties d'eau. Chez la femme 99 parties de globules sur 832 d'eau. La chlorose diminue encore cette proportion. Le sang d'une femme bien portante saignée deux fois à un mois d'intervalle contenait, la première fois : cruor 14,400, sérum 8,920, fibrine 2,511, fer 0,901, eau 73,378. La seconde fois : cruor 8,560, sérum 8,221, fibrine 0,631, fer 0,330, eau 83,075. Le cruor et la fibrine ont donc notablement diminué et en même temps les parties les plus liquides ont sensiblement augmenté. La simple comparaison constate *de visu* une différence très-appréciable. Si, comme nous le pensons, cette diminution des éléments plastiques du sang constitue le phénomène principal de la chlorose, est il surprenant que la femme soit prédisposée à cette maladie, puisqu'elle existe déjà naturellement à l'état de santé, et que toutes les habitudes et la manière de vivre de la femme contribuent à l'augmenter. Ainsi la chlorose reconnaît pour cause principale un vice de l'hématose sous l'influence d'autres causes secondaires : 1° une altération des fonctions assimilatrices; 2° la mauvaise qualité ou le défaut des agents assimilables (air, aliments, boissons) ou par la faiblesse des organes et des agents d'assimilation. Cet état paraît aussi être produit par la prédominance des acides dans l'économie, et particulièrement de l'acide phosphorique qui suffit à lui seul pour modifier la qualité du sang. La chlorose est-elle toujours une maladie primitive et essentielle? Nous ne le pensons pas d'une manière absolue. Son existence est quelquefois liée à une autre affection, première en date et en importance pathogénique. L'état chlorotique n'est alors qu'un symptôme. On rencontre quelquefois des femmes qui ont été hystériques avant de présenter les signes de la chlorose. En combattant d'une manière méthodique et rationnelle cette première affection, l'état d'étiolement disparaît, tandis qu'on ne réussirait pas si on attaquait la chlorose d'emblée et directement. La théorie que nous venons d'exposer rend suffisamment compte des phénomènes symptomatiques et des effets de la chlorose. Comment les organes pourraient-ils fonctionner régulièrement lorsqu'ils recoivent un sang altéré et insuffisant. Faut-il être surpris de voir toutes les actions vitales s'amoindrir ou se troubler sous l'inffuence chlorotique? La faiblesse générale, la répugnance pour le mouvement, la céphalalgie, les étouffements, les palpitations, la tristesse, tout

provient d'une cause unique, l'insuffisance de l'excitation sanguine. La mobilité nerveuse, les spas-
mes, les névralgies, s'expliquent par l'absence de
l'harmonie physiologique entre le système nerveux
et le vasculaire. Le premier n'ayant plus de contre-
poids suffisant manque de stabilité et fonctionne
d'une façon irrégulière. Les infiltrations, l'œdème,
les pertes blanches dépendent du relâchement des
tissus et de l'exubérance du sérum. Les lésions
organiques, l'anévrysme du cœur, la tuberculose,
etc., dépendant d'un vice de la nutrition, il n'est
pas surprenant qu'on les observe dans l'état chlorotique avancé. Quant aux mauvais effets des pertes sanguines dans cette maladie, on les conçoit
aisément, et l'aménorrhée, loin d'être toujours une
cause de la maladie comme on l'a cru longtemps et
comme quelques médecins le pensent encore, ne
serait-elle pas plutôt un bienfait? Il y a quelque
chose de plus utile encore que la médecine qui
triomphe d'une affection, c'est l'art de la prévenir à
temps. On ne peut que gémir quand on songe au
grand nombre de chlorotiques, surtout avec la
pensée que parmi celles-ci une moitié peut-être est
fatalement vouée à la phthisie. C'est ainsi que les
plus belles années de la vie sont empoisonnées, que
l'âge de l'espérance et des illusions devient une
époque de noire mélancolie et de désespoir. Bien
plus, parmi les chlorotiques qui ont récupéré une
santé relative et qui deviennent mères, les enfants
courent grand danger de porter le germe de la

même maladie ou d'une affection pire encore. Nous avons dû nous étendre un peu longuement sur la chlorose parce qu'elle reconnaît plusieurs causes communes à la phthisie pulmonaire, et que l'une de ces affections est souvent l'avant-coureur de l'autre. Personne n'ignore les bons effets curatifs que l'on retire en administrant aux chlorotiques les préparations ferrugineuses qui sont en quelque sorte spécifiques dans cette affection, mais on s'explique difficilement comment le fer agit avec autant de rapidité; nous allons essayer d'expliquer cette modification si prompte à se produire. Nous croyons que ce ne sont pas les molécules métalliques qui agissent en reprenant leur place dans la constitution normale du sang, mais que le fer a encore une autre action, c'est son affinité énergique pour l'oxygène et pour tous les acides sans exceptions ; en outre sa puissance de saturation est énorme. Ce qui prouve l'exactitude de notre assertion, c'est qu'au bout de quelques jours de la médication par le fer, le sang reprend déjà un meilleur aspect, quoiqu'une très-petite quantité seulement ait pu pénétrer dans le torrent circulatoire. Comment alors se rendre compte des modifications chimiques et vitales que subit la masse du sang, si l'on n'admet pas que le fer agit surtout comme antiacide en saturant l'excès d'acide hypophosphorique et en donnant lieu à la formation du phosphate de fer qui seul a sa raison d'être dans l'économie à titre de sel ferrugineux, et qui existe seul, combiné au sang. En outre, la quantité de phosphate de fer existant dans le sang normal et qui, comme nous l'avons vu plus haut, est au sang comme 1 est à 2000, n'est jamais en rapport avec la quantité de fer introduite dans les voies digestives, la proportion de ces molécules métalliques a donc une limite qu'on s'efforcerait en vain de dépasser, car l'excédant utile seulement comme neutralisant l'excès d'acidité, sera toujours rebelle à l'absorption, et rejeté au dehors.

Nul doute que la saturation de l'acide hypophosphorique, cet agent pathologique si longtemps inconnu, et que nous avons eu l'honneur de signaler au monde savant, pourrait être aussi bien obtenu dans la chlorose et sans aucun inconvénient par d'autres substances, la magnésie par exemple, ou mieux encore par certains sels de chaux, d'une décomposition facile, parce qu'une fois combiné avec l'acide du phosphore, le phosphate de chaux trouvera son emploi dans l'économie qui en utilise d'énormes quantités. A l'appui de ce que nous avançons, nous citerons les eaux de Contrexeville, dont l'action est si efficace dans la goutte et les maladies calculeuses compliquées de catarrhe des voies urinaires. Ces eaux jouissent d'une activité remarquable dans la chlorose, bien supérieure aux préparations martiales. Voici leur composition : 2 kilogrammes de cette eau évaporée avec soin ont laissé un résidu brillant, lamelleux et cristallin pesant 4 grammes 55 centigrammes et 9 milligrammes, qui se décompose ainsi : sulfate de

chaux, 2,159 ; sulfate de magnésie, 43 milligrammes ; sous-carbonate de chaux, 1,611 ; sous-
carbonate de magnésie, 33 milligrammes, et de
soude, 7 milligrammes ; hydrochlorate de chaux,
79 milligrammes ; de magnésie, 23 ; protoxyde de
fer surcabonaté, 0,181 ; silice, 0,356. Le dépôt
rouge ocracé a été trouvé composé pour 0,233 :
peroxyde de fer, 0,038 ; sable siliceux, 0,011 ; sous-
carbonate de chaux, 0,104 ; sulfate de chaux, 0,071.
Nous trouvons un total de 3,849 de sels de chaux
sur 4,559 : pour le sels de magnésie, 0,109 ; pour
les sels de soude, 0,007 ; pour la silice, 0,356, et
enfin pour le fer, 0,181 : d'où il résulte que le
peroxyde de fer est aux sels de chaux comme 18 et
une fraction millième sont à 384,009. Dans le dépôt
rouge ocracé, l'avantage est encore aux sels de
chaux ; puis sur 0,233, il n'y a que 0,038 de
peroxyde de fer et 0,175 de sels calciques. Selon
toute probabilité, 4 grammes de sels calciques doivent avoir une propriété antiacide plus puissante
que 18 centigrammes de peroxyde de fer, car l'affinité de l'acide hypophosphorique pour la chaux
est plus énergique encore que pour le fer. Ce n'est
pas à dire pour cela que le fer n'a pas sa part d'utilité dans toutes les eaux qui le contiennent ; mais
on lui attribue trop exclusivement des propriétés
qui appartiennent aussi à d'autres substances qui
l'accompagnent presque toujours, telles que les
sels de chaux et la silice. Il remplit un rôle ana-
logue à celui de la chaux en saturant l'excès d'a-

cide et restitue au sang les molécules métalliques qui se trouvaient en moins dans le fluide sanguin.

Après avoir apprécié l'influence de l'acide hypophosphorique dans la production de la chlorose, nous allons examiner comment ce même acide donne lieu à la génération tuberculeuse. La présence de cet acide, pour peu qu'il soit en excès, donne lieu à des troubles très-divers, dont la cause était inconnue. Que pour une cause ou une autre il y ait diminution ou suppression de la transpiration insensible, cet acide, qui est ordinairement rejeté avec la sueur, est reporté dans le torrent circulatoire par des voies mystérieuses (nous croyons cependant que les mailles du tissu cellulaire pourraient très-bien suffire à cette absorption) et devient la cause d'affections de nature très-diverse en apparence.

On se fera facilement une idée de l'influence énorme que peut avoir la suppression de la transpiration insensible chargée d'éliminer l'acide hypophosphorique quand on se rappellera que, d'après les belles expériences de Lavoisier, la quantité de sueur insensible peut être portée à 2 kilogrammes et demi dans les vingt-quatre heures. Pour suppléer à cette suppression de transpiration insensible si fréquente, le travail du poumon subit une augmentation considérable pour activer la respiration pulmonaire plus abondante. Cette transpiration pulmonaire à l'état normal dépasse 5 à 600 grammes par jour ; mais elle est plus considérable lorsque la transpiration cutanée est diminuée ou complétement supprimée. Ce serait une erreur de croire que, dans la généralité des cas, l'excrétion urinaire pourra suppléer à l'insuffisance de la transpiration cutanée, comme cela arrive chez les personnes bien portantes ; mais, le plus souvent, le surcroît de travail et d'excrétion incombe à l'appareil respiratoire ; d'où résulte inévitablement une congestion sanguine sur ces organes, en raison de l'axiome *ubi stimulus ibi fluxus.*

Nous avons vu que la diminution ou la suppression de la transpiration insensible donnait lieu à une plus grande transpiration pulmonaire, lorsque surtout la sécrétion urinaire ne contrebalançait pas l'insuffisance ou l'absence complète de transpiration insensible. Cet état de choses est préjudiciable à la santé en donnant aux poumons un surcroît d'activité hors de proportion avec leur force normale, et parce que l'acide hypophosphorique n'étant plus éliminé par la sueur et les urines reste emprisonné dans l'intérieur des organes et détruit l'équilibre qui doit exister entre les acides et les alcalis, équilibre sans lequel la santé ne saurait être durable. Indépendamment de cet effet, il se produit d'autres phénomènes résultant de la présence en excès de l'acide hypophosphorique. Nous avons vu, en parlant de la matière grasse phosphorée du cerveau et de la moelle épinière, que l'acide oléophosphorique, au contact de l'eau, se dédoublait en oléine et en acide phosphorique. Pareil phénomène ne doit-il pas se produire dans l'intérieur de nos organes entre le sérum du sang et les éléments phosphoriques contenus dans le cerveau et la moelle rachidienne? A la rigueur, la matière grasse phosphorée contenue dans le sang n'aiderait-elle pas aussi à ce dédoublement? Représentons-nous cet excès d'acide hypophosphorique sans emploi et ne trouvant pas de quoi pour se combiner à la chaux, la soude, le fer ou le manganèse, il produira nécessairement des désordres dans la constitution chimique et vitale du sang. Or nous nous rappelons que la proportion des sels de chaux dans toute l'économie était beaucoup moindre dans l'enfance et la jeunesse que chez l'adulte et le vieillard; il est évident que l'acide hypophosphorique trouvant moins de sels calcaires pour s'y combiner agira d'une manière toxique sur le sang. Quel effet produira-t-il? 1° Il détruira d'abord l'alcalinité de ce liquide, qualité essentielle pour qu'il puisse servir à l'accomplissement des fonctions vitales; 2° il modifiera la composition du sérum en donnant lieu à la précipitation de l'albumine. Que deviendra cette albumine renfermée encore dans les vaisseaux sanguins, mais à l'état de corps étranger? Elle obéira machinalement au mouvement du fluide sanguin, parcourant les différents canaux vasculaires, et viendra se déposer comme une vase immonde dans le tissu pulmonaire, véritable filtre de la colonne sanguine. A la longue, d'autres organes pourront être envahis par le dépôt albumineux : le foie, la rate, les glandes mésentériques, et même les pulpes cérébrales et rachidiennes. Tel doit être le point de départ de la genèse tuberculeuse : l'albumine précipitée du sérum. La matière tuberculeuse ne serait donc autre chose que de l'albumine à l'état de transformation. Quand ces molécules albumineuses se sont logées dans la substance du poumon, elles servent de noyaux à d'autres molécules, jusqu'à ce que le tubercule ait acquis son développement total. Dans cet état, il peut rester un temps plus ou moins long sans perdre sa consistance; mais il arrivera un moment où le ramollissement se produira. En effet, la température de notre corps, l'humidité constante, les oscillations de toute espèce, le contact avec des liquides de diverse nature, peuvent être des causes de décomposition comme le grand air, l'humidité, la chaleur, etc.

Mais nous objectera-t-on, que nous importe votre théorie de la tuberculisation, à quoi peut-elle servir ? Empêcherez-vous les tubercules déjà développés dans le parenchyme pulmonaire, de séjourner, de subir la fonte purulente; vous serait-il même possible de prévenir la tuberculisation ou d'enrayer sa marche? Quelle barrière opposerez vous à la résorption purulente, la fièvre hectique, etc., etc. Voici notre réponse :

1° En supposant que la fonte purulente des tubercules constitue (ce qui n'est pas sans exception) un état au-dessus des ressources de l'art, nous considérons comme possible la préservation des parties

restées saines et intactes. Il semble même que la
nature ait cherché à faciliter cette tâche, d'abord en
créant double l'organe pulmonaire, donc un poumon
gauche et un poumon droit parfaitement séparés l'un
de l'autre, l'un pouvant devenir impropre à la respiration, et l'autre conservant son intégrité fonction-
nelle. Rappelons en outre que le poumon droit
présente trois lobes, et le gauche deux que l'on peut
considérer comme des pièces de rechange.

Supposons maintenant que chez un malade atteint
de phthisie au premier degré, on constate un com-
mencement d'infiltration tuberculeuse au sommet
du poumon gauche; admettons encore que nous
soyons impuissants (ce qui n'est pas) pour atrophier
peu à peu et isoler ces petites masses tuberculeuses,
cette impuissance n'existera plus pour préserver les
parties saines du poumon déjà attaqué, et à plus
forte raison le poumon droit resté intact en totalité.
Nous ajoutons que, d'après ce qui se passe le plus
généralement, la formation des tubercules a rarement lieu d'une manière complétement envahis-
sante et à la fois dans les deux poumons, de façon
qu'il peut y avoir quelques chances d'empêcher de
nouvelles évolutions tuberculeuses et de prolonger la
vie du malade d'un certain nombre d'années, au lieu
de le voir succomber en quelques semaines.

D'ailleurs beaucoup de praticiens ont été dans le
cas de constater par eux-mêmes, dans les autopsies,
des traces non équivoques de phthisie guérie même
après la période de fonte purulente des tubercules,

puisque l'on remarque assez souvent de véritables soudures dans le parenchyme pulmonaire et même des cavités complétement recouvertes d'un tissu inodulaire. Est-ce l'art, est-ce la nature qu'il faut admirer dans ce beau travail de réparation?

Dans notre pensée l'art peut produire de tels résultats en imitant par induction les procédés de la nature. Et cependant on n'a jamais cessé de croire à l'incurabilité de la phthisie pulmonaire; sauf quelques esprits d'élite, le corps médical ne croit pas possible de combattre victorieusement la consomption pulmonaire. Aussi la thérapeutique de cette terrible affection présente une variété, une confusion incroyable plus appropriée à l'empirisme qu'à une médication véritablement rationnelle. Ce sont les insuccès perpétuels éprouvés par les médecins qui sont cause de cette incrédulité, et ces insuccès proviennent du mauvais choix de la médication.

Ils ont presque tous cherché des spécifiques, ignorant que la phthisie est une maladie multiple et essentiellement complexe, très-variable dans ses symptômes à marche lente ou rapide, et qu'elle est comme composée de plusieurs affections. Dans cet état de cause, il ne peut pas exister de spécifiques proprement dits comme le sulfate de quinine dans la fièvre ou le soufre dans les dermatoses. Mais il peut exister une médication appropriée à la cause véritable de la consomption pulmonaire.

On ne peut pas mettre en doute l'influence de l'alimentation sur le développement successif de certaines maladies, mais particulièrement de la phthisie tuberculeuse. En thèse générale, les herbivores peuvent contracter cette maladie dans certaines circonstances, mais surtout les herbivores ruminants chez lesquels on force et on exagère la sécrétion du lait. Il n'en est pas de même des animaux carnassiers. Ces derniers deviennent bien rarement tuberculeux, non parce qu'ils se nourrissent de la chair des autres animaux, mais plutôt parce que, broyant les os de leurs victimes après avoir dévoré la chair, ils s'assimilent de fortes proportions de sels calciques ; on a même remarqué que les os sont broyés et avalés avec une certaine préférence sans la chair. Les oiseaux en général, mais particulièrement les gallinacées, consomment instinctivement beaucoup de sels calcaires, et ce n'est pas seulement pour faciliter l'action triturante de leur puissant gésier qu'ils avalent du sable, des petites pierres, du plâtre ; mais c'est surtout pour réparer les pertes énormes de sels calcaires qu'ils subissent pour faire face à la production des œufs. Chacun sait que l'enveloppe solide de l'œuf est formée d'une matière animale, d'une grande quantité de carbonate de chaux, de phosphate calcique, etc. La nourriture ordinaire de ces oiseaux ne pourrait pas suffire à la reproduction du carbonate calcaire, égale aux pertes représentées par la coquille de l'œuf si par un instinct remarquable ils ne renouvelaient jour par jour leur provision de sels de chaux, dont une partie doit servir aussi à la consolidation du squelette. Ce fait coïncide d'une manière bien digne d'observation avec la parfaite conformation et l'ampleur énorme de l'organe pulmonaire chez les oiseaux, ampleur qui est hors de proportion avec le volume des autres viscères.

Ce n'est pas non plus par hasard, ou par une bizarrerie naturelle en pure perte (il faut bien admettre les causes finales avec Bernardin de Saint-Pierre, même en pathologie) ce n'est pas fortuitement ni sans raison, disons-nous, que les filles chlorotiques se plaisent à manger du charbon, du plâtre, de la craie, c'est encore ici le résultat d'un instinct singulier, et non pas, comme on l'a cru généralement, un symptôme de névrose gastrique. En effet nous avons vu que, dans la chlorose, le sang est presque réduit à l'état de sérosité, par suite de la prédominance de l'acide hypophosphorique.

Ce que nous avons dit de la composition de l'eau de Contrexeville, si efficace dans la chlorose, nous démontre une fois de plus que l'instinct des malades doit être pris en considération, et que presque toujours il peut nous tracer une indication thérapeutique rationnelle. Il est évident que, si les sels de chaux introduits dans les organes ont pour effet d'empêcher la génération tuberculeuse chez les animaux, nous pouvons, sans être illogique, admettre que ces mêmes sels doivent avoir une vertu identique chez l'homme. Et si nous reconnaissons que la présence des sels calciques met obstacle à la tuberculisation, nous ne devons pas refuser de croire que, si le mal existe déjà, les sels calcaires pourront être utiles en préservant les parties non encore atteintes. Ce que nous émettons en ce moment sous une forme dubitative, et comme une simple proposition, n'est plus une présomption, c'est un fait acquis à la science, et un fait d'une portée immense, puisqu'il sert de base à la médication antituberculeuse que nous mettons en usage depuis vingt ans et avec succès, même dans certaines phthisies déjà bien avancées.

Notre méthode de traitement se divise en deux parties : la première est la médication antituberculeuse proprement dite, et la seconde le traitement des complications. La médication antituberculeuse repose en grande partie sur l'indication thérapeutique qui domine toutes les autres, savoir : la prédominance de l'acide hypophosphorique presque toujours liée à l'insuffisance des sels calcaires dans l'économie. Il s'agit donc de neutraliser cet excès d'acide et d'introduire par les voies digestives les substances qui rempliront le double but qu'on se propose. Ces substances sont les différents sels calcaires répandus à la surface du sol, ceux qui se tirent du règne animal et en dernier lieu ceux que nous fournit le règne végétal. En première ligne, parmi les sels calcaires naturels, nous mentionnerons le sous-carbonate de chaux ou la craie tendre appelée aussi blanc d'Espagne ; ce sel n'a aucune saveur, n'offense pas sensiblement l'estomac, car il a été beaucoup employé autrefois pour combattre les acidités des premières voies, le pyrosis, etc. Ce sel est fréquemment tenu en dissolution dans certaines eaux minérales à l'aide de l'acide carbonique, ce qui n'empêche pas ces eaux d'être potables lorsque la proportion du sous carbonate ne dépasse pas certaines limites. La craie prise à l'intérieur à la dose de 1 gramme deux fois par jour et pendant un temps plus ou moins long qu'on ne peut pas fixer d'avance, peut à la rigueur suffire pour neutraliser l'excédant d'acide hypophosphorique dans la tuberculisation au début. Il est même présumable que si presque toutes les eaux n'étaient pas plus ou moins calcaires ou séléniteuses, la phthisie serait encore plus fréquente.

Le bicarbonate de chaux ou marbre blanc, finement pulvérisé, est encore préférable à la craie, et deux doses de 25 centigrammes par jour pourront suffire ; l'estomac le supporte aussi bien que la craie. Le sulfate de chaux, très-commun dans le bassin de Paris, et tenu en dissolution dans l'eau des puits, est beaucoup plus lourd sur l'estomac que les deux substances citées plus haut ; nous l'employons bien rarement. Parmi les sels de chaux qui se préparent artificiellement se trouve le sulfure de chaux qui s'obtient en mélangeant d'une manière intime une partie de soufre sublimé, 10 de chaux hydratée et cinq d'eau. Pendant longtemps le foie de soufre calcaire n'a été employé qu'à l'extérieur : c'est une substance dont on peut tirer un grand parti dans certaines phthisies exanthématiques à condition qu'on aura écarté toute complication inflammatoire ; son action a besoin d'être surveillée quoique nous ne l'employions qu'à la dose de 10 centigrammes deux fois par jour.

Nous recommandons davantage le citrate de chaux que l'on obtient très-facilement en versant de la craie finement pulvérisée dans une quantité suffisante de jus de citron préalablement chauffé 80° centigrades : il est peu soluble dans l'eau, mais il se dissout très-bien dans les sucs gastriques; il perd son insolubilité dans un excès d'acide citrique. Cette préparation convient très-bien quand il existe des phénomènes d'excitation générale, comme par exemple dans la phthisie floride. Nous employons souvent un autre sel de chaux qui ne se trouve pas à l'état naturel, mais que l'on peut obtenir de deux manières différentes; nous voulons parler du lactate de chaux. Le premier procédé consiste à préparer d'abord l'acide lactique en exposant pendant plusieurs jours le lait pur au contact de l'air; le caséum qu'il contient s'altère et devient un ferment actif qui agit sur le sucre du lait et le transforme en acide lactique. Lorsque cet acide est en quantité convenable il donne lieu à la précipitation du caséum : c'est alors qu'il faut ajouter de la craie en poudre qui se combine rapidement avec l'acide, le caséum redevient alors soluble, et il se forme de nouveau de l'acide lactique. Le second procédé consiste en faisant fermenter à une température de 25 à 30 degrés centigrades un mélange de 2 litres de lait écrémé, de 250 grammes d'amidon ou de glucose et 200 grammes de craie pulvérisée ; à mesure que l'acide lactique se forme il est saturé par la chaux. Cette fermentation exige ordinairement dix à douze jours. La liqueur évaporée en consistance sirupeuse laisse déposer des cristaux de lactate de chaux que l'on peut purifier par une seconde cristallisation. Le lactate de chaux, qui est d'une solubilité parfaite dans l'eau et dans le *lait*, n'a pas de saveur et peut être administré à l'intérieur à la dose de 4 à 5 grammes par jour. De tous les sels de chaux c'est celui que nous recommandons de préférence, car il ne cause aucune fatigue à l'organe digestif, tandis que les autres sels calciques doivent subir une réaction chimique et vitale pour passer à l'état de lactate. C'est un excellent médicament ; il est utile et précieux à toutes les périodes de la phthisie, il n'est pas excitant et se digère très-bien. Nous n'avons pas expérimenté le tannate de chaux et le tartrate, il se peut qu'ils méritent d'être employés, d'autant plus que ce dernier sel se trouve dans le lichen d'Islande. Dans les sels de chaux tirés du règne animal nous citerons d'abord les concrétions calcaires improprement appelées yeux d'écrevisse. Nous avons constaté une différence assez sensible entre le mode d'action de la poudre d'écrevisses et les carbonates de chaux, et à notre avis l'une de ces substances ne remplace pas l'autre. Nous croyons que ces concrétions mériteraient d'être étudiées de nouveau, et il serait possible qu'on y trouvât de l'iodure ou du bromure de calcium combinés à la substance organique.

Nous en dirons autant des os de sèche et de la plupart des coquilles de mer, particulièrement les écailles d'huître, qui ont des propriétés toutes particulières mais encore mal définies. Parlons maintenant du phosphate de chaux ; ce sel présente aussi des différences appréciables, au point de vue thérapeutique, selon son origine. Ainsi la poudre de corne de cerf calcinée diffère de celle obtenue par la calcination des os ; ceux-ci différeront entre eux selon la nature de l'animal, herbivore, carnassier pachyderme : quoi qu'il en soit, la poudre d'os calcinés outre le phosphate de chaux contient des carbonates calcaires, un peu de fluate calcique, des traces de fer et de manganèse ; c'est donc un médicament composé quand on l'examine de près. Malgré son insolubilité absolue nous avons vu ce phosphate tiré des os calcinés agir chez les uns avec une rapidité surprenante, chez les autres avec une lenteur remarquable. Cette différence doit provenir de l'état des sucs gastriques et de leurs proportions. Dans les deux cas l'effet obtenu était satisfaisant. Sans saveur aucune il est facile à administrer et passe assez bien dans les voies digestives, mais nous lui préférons de beaucoup le lactate de chaux parce que le phosphate en passant dans le chyle à l'état de lactate doit mettre en liberté son acide phosphorique, inconvénient qui n'existe pas avec les sels calciques autresque les phosphates.

Le charbon animal provenant de la calcination des os à l'abri de l'air, jouit de quelques propriétés très-utiles dans quelques formes de phthisie et conviendrait moins dans d'autres. Il renferme les mêmes sels que les os calcinés à l'air, plus du carbone et quelques traces de sulfureš alcalins. Cette différence de composition est suffisante pour expliquer la différence des propriétés du charbon animal Nous avons constaté son utilité dans les laryngites glanduleuses au début, la dose est de 1 à 2 grammes dans les vingt-quatre heures. On doit éviter de faire prendre du soufre au malade en même temps que le charbon animal, il y aurait double emploi, ce qui ne serait pas sans inconvénient. Les vertus absorbantes et antiseptiques du charbon végétal existent aussi dans le charbon des os, mais il possède à un plus haut degré que le charbon de bois, la propriété de décolorer les acides végétaux et les dissolutions salines. Il agit sur ces liquides en absorbant leur matière colorante qui n'est pas altérée puisqu'on peut la faire reparaître avec toutes ses propriétés physiques et chimiques par un dissolvant approprié. Les sulfures, le phosphate et le carbonate qu'il contient contribuent faiblement à cette décoloration si ce n'est quelquefois en saturant les acides qui pourraient contrarier l'action du charbon; c'est surtout à son extrême division qu'il doit sa vertu décolorante. Il est très-présumable qu'à l'exemple du chabon végétal, le charbon des os possède aussi la propriété d'absorber les gaz à la condition qu'il ne sera pas pulvérisé. Nous pensons que les deux charbons gagneraient beaucoup à être étudiés sous un point de vue nouveau, mais surtout pour combattre les affections adynamiques dites putrides. Nous possédons trois observations tirées de notre pratique médicale qui mériteraient d'être citées si elles ne nous écartaient pas trop de notre sujet.

Passons aux sels calcaires tirés du règne végétal. Nous avons déjà parlé du citrate de chaux qui se trouve dans quelques fruits acidulés, il est donc inutile d'y revenir. Le malate de chaux, plus soluble que le citrate, se prépare de la même manière en versant dans du suc de pommes incomplétement mûres et chauffé à 30 degrés, une certaine quantité de craie en poudre fine. Sa saveur est peu prononcée. Nous avons constaté les bons effets des malates de chaux dans quelques phthisies compliquées d'un état scorbutique manifeste ; la dose est la même que pour le citrate de chaux. L'oxalate de chaux préparé dans les laboratoires diffère totalement de celui qui se trouve naturellement dans un grand nombre de végétaux ; il a une saveur âcre et repoussante et doit être un poison s'il est pur. Autre chose est celui du lichen où il constitue en quelque sorte le squelette de la plante cryptogamique.

L'insolubilité de l'oxalate de chaux existant dans le lichen ne doit pas empêcher le praticien de l'utiliser dans l'occasion, car il arrive quelquefois qu'un sel de chaux insoluble agira plus efficacement qu'un autre ayant une solubilité plus grande. D'ailleurs de ce qu'un sel est incapable de se dissoudre dans l'eau, il ne s'ensuit pas que cette insolubilité doive persister dans l'intérieur de l'estomac en présence du suc gastrique. Nous sommes porté à croire que la cétrarine dans le lichen doit aider à rendre l'oxalate de chaux soluble, et qu'il vaut mieux administrer le lichen en poudre que de lui faire subir des changements par l'infusion ou la décoction prolongée. Nous aurions moins de répugnance à le torréfier légèrement, persuadé que l'assimilation de cette poudre serait rendue plus facile. Cependant nous considérons le lichen comme un adjuvant plutôt que comme un médicament indispensable. Nous terminerons la série des sels calciques tirés du règne végétal, par le quinate de chaux qui se trouve dans l'extrait de quinquina sec qu'il faut préparer par infusion. Cet extrait contient beaucoup de quinate de chaux, de l'acide quinique, mais peu de quinine et de cinchonine. C'est une préparation excellente mais qui sera encore longtemps d'un prix trop élevé. Il serait avantageux de vérifier l'assertion de Berzélius qui prétendait que le kinate de chaux se trouve dans l'aubier de presque tous nous arbres indigènes. En présence de la dévastation des forêts qui renferment l'arbre à quinquina il est à craindre que la précieuse écorce finisse par disparaître. Dans cette prévision nous nous sommes livré, dans la limite de nos moyens, à la recherche d'un kinate de chaux indigène et nous l'avons trouvé dans les cônes de nos arbres résineux. Aussi employons nous souvent la décoction de pommes de pin bien sèches comme succédanée du kinate de chaux proprement dit. En thèse générale il est utile de varier de temps à autre les sels de chaux, selon les modifications pathogéniques qui peuvent se présenter. Il est impossible à cet égard de poser des règles précises. La médication des maladies coexistantes ou qui surgissent pendant le traitement ne peut pas non plus être fixée d'avance, c'est une question de tact et presque de divination que l'habitude seule peut faire acquérir.

En voici quelques exemples :

1° Une mère de famille, âgée de 34 ans, fut guérie, il y a douze ans, par notre méthode de traitement, d'une phthisie du poumon droit arrivée à la période de ramollissement, avec crachats purulents en quantité énorme. Base du traitement : lactate de chaux, 6 g. par jour ; médication accessoire : pilules de goudron sulfoantimoniées, six par jour pendant un mois puis décoction de bourgeons de noyer édulcorée avec le rob Boyveau Laffecteur. Durée totale du traitement, quatre mois. Guérison parfaite, bel embonpoint, pas de rechutes depuis douze années.

2° Une dame de 36 ans, mère d'une famille nombreuse, mal nourrie et mal logée, arrivée au deuxième degré de la phthisie, après avoir été soumise pendant un mois à l'usage de l'eau d'Ems, rendit une vomique mêlée d'hydatides. L'expectoration prenant tous les jours un caractère plus fâcheux, nous lui prescrivîmes sous chaque omoplate l'application d'un cautère chauffé à blanc, et l'usage journalier du citrate de chaux. Quand les forces le permirent, la malade suivant toujours son traitement calcique, alla d'après mon conseil passer trois mois dans son village natal au bord de l'Océan. La guérison était opérée bien avant les trois mois. Santé excellente pendant sept années consécutives ; à mon grand chagrin, cette dame mourut du choléra pendant que nous étions absents de Paris.

3° Nous donnions nos soins il y a quinze ans, à une jeune fille non encore réglée, dont les deux poumons présentaient une matité manifeste dans les trois quarts de leur étendue ; le ventre était gros et très-dur, respiration courte, lymphatisme très-prononcé. Traitement basique : lactate de chaux, médication accessoire : chemi e de laine nuit et jour ; harengs saurs laités crus, 1 par jour ; sirop de Portal dans la décoction de feuiiles de noyer. Le traitement dura dix huit mois en raison de la constitution extra-lymphatique de la jeune fille qui devint très-forte en moins d'une année. Nous devons dire que la matité avait disparu complétement au bout de six mois et que la respiration s'était singulièrement améliorée dans le même laps de temps. Aucune rechute depuis ce temps.

4° Un élève en médecine, âgé de 23 ans, tellement malade que son professeur lui avait intimé l'ordre de retourner dans sa famille, ou de partir de suite pour Menton (c'était en novembre), vint me demander si je consentirais à le soigner sans qu'il quittât

Paris. D'après mes conseils il fit usage pendant trois mois de pilules calciques alternées, et tous les deux jours dans sa chambre bien chauffée il prenait un bain de Baréges. Au vingtième bain, l'oppression accompagnée d'une toux incoercible avait disparu. Au printemps le jeune étudiant qui avait engraissé et respirait librement alla faire une visite à son professeur qui le croyait en Italie ou enterré; il y eut alors une scène digne de Molière : A la bonne heure, vous voilà revenu de loin! Que j'ai donc bien fait de vous envoyer en Italie! franchement vous ne seriez plus de ce monde si vous ne m'aviez pas écouté. J ai le regret d'ajouter que le professeur parut fortement désappointé quand il sut la vérité. Alors après un profond soupir : Que voulez vous, mon cher ami, dit-il à son élève, je m'étais trompé, vous n'aviez rien. J'ajoute que cet étudiant appartenait à une famille où la phthisie n'était pas rare, ni les maladies cutanées. Ceci s'est passé il y a seize ans, le professeur est mort, mais l'élève est à présent un homme vigoureux père de beaux enfants.

5° Je terminerai par une observation concernant une phthisie compliquée d'une carie du sternum chez un homme de 38 ans, dont le frère était phthisique. Le traitement dura deux années complètes et fut couronné d'une guérison solide et inespérée. La base du traitement fut le quinate de chaux indigène qui améliora rapidement l'expectoration; la médication auxiliaire, interrompue de temps à autre, consistait dans l'usage des pilules d'arséniate de fer. Ce n'est qu'à la fin de la deuxième année que la suppuration du sternum (je l'avais respecté) cessa d'elle-même, et la plaie se cicatrisa sans intervention externe. Cette guérison a dix-sept années de date, et ne s'est pas démentie une seule fois.

Nous pourrions multiplier nos observations, mais ce serait dépasser notre but. Nous voulions seulement démontrer la nécessité de la médication accessoire ou auxiliaire; il faut avoir soin que l'une ne nuise pas à l'autre et réciproquement.

Paris. A. Parent, imprimeur de la Faculté de Médecine, rue M'-le-Prince, 31.